TRAITEMENT

DU CANCER

SANS INSTRUMENT TRANCHANT

EXAMEN

DES RÉSULTATS DE CETTE NOUVELLE MÉTHODE

PAR

LE Dr A. MILLARDET.

PARIS

CHEZ L'AUTEUR, RUE DU FAUBOURG-MONTMARTRE, 8;

ET CHEZ LABÉ, LIBRAIRE DE LA FACULTÉ DE MÉDECINE,

PLACE DE L'ÉCOLE-DE-MÉDECINE, 4.

1851

TRAITEMENT
DU CANCER
SANS INSTRUMENT TRANCHANT.

Imprimerie de HENNUYER et Ce, rue Lemercier, 24. Batignolles

TRAITEMENT
DU CANCER

SANS INSTRUMENT TRANCHANT

EXAMEN

DES RÉSULTATS DE CETTE NOUVELLE MÉTHODE

PAR

LE DR A. MILLARDET.

PARIS

CHEZ L'AUTEUR, RUE DU FAUBOURG-MONTMARTRE, 8;

ET CHEZ LABÉ, LIBRAIRE DE LA FACULTÉ DE MÉDECINE,

PLACE DE L'ÉCOLE-DE-MÉDECINE, 4.

—

1851

TRAITEMENT

DU CANCER

SANS INSTRUMENT TRANCHANT.

MONSIEUR ET TRÈS-HONORÉ CONFRÈRE,

Vous me demandez, au nom de la science et de l'humanité, de vous faire connaître la vérité, tout entière, sur les résultats de la méthode employée, spécialement, par M. le docteur Canquoin, pour guérir le cancer, maladie dont j'ai eu tant d'exemples sous les yeux, et qui, depuis longtemps aussi, me dites-vous, est le sujet de prédilection de votre étude. Si j'ai tardé à vous répondre, ne voyez dans ce retard que l'effet de mes occupations, et celui d'une certaine répugnance à traiter la question que vous m'avez posée. J'aurais préféré garder le silence jusqu'à la publication d'un travail dont je m'occupe, et dans lequel je dirai ce qu'une longue expérience m'a appris sur le cancer et sur la médication la plus avantageuse pour prévenir et traiter cette cruelle maladie. Mais aujourd'hui que vos nouvelles instances peuvent me faire craindre une interprétation défavorable de mon silence, je n'hésite plus à vous satisfaire.

Cette expérience me permet de vous dire, tout d'abord, que vous vous êtes attaché à un sujet d'observation aussi ingrat que peu attrayant ; vous n'avez que plus de mérite à persévérer dans vos recherches. Je vous approuve, surtout, de les avoir dirigées vers le côté pratique de la question, dans le double but, et de trouver un spécifique pour guérir cet horrible mal, et de vous éclairer sur la valeur curative des moyens déjà connus. Jusqu'à présent, vous avez fait de vains efforts pour découvrir le précieux agent de guérison que vous cherchez ; ceci ne doit pas vous décourager. Quant aux moyens déjà connus, vous en avez, dites-vous, constaté l'impuissance et même le danger. Vous avez, en effet, acquis la certitude qu'à l'inconvénient de ne produire ordinairement que des cures illusoires et de courte durée, ces moyens réunissaient encore celui, bien autrement grave, d'imprimer au cancer une marche rapidement mortelle. Au nombre des plus inefficaces, et surtout des plus habituellement dangereux, vous rangez l'opération ; et vous vous étonnez, avec raison, que ses conséquences, presque toujours funestes, n'empêchent pas, en général, de la conseiller et de la faire avec aussi peu de réserve. Cette disposition facile à recourir à l'opération est d'autant plus blâmable, que ceux qui, paraissant oublier sa fatale influence sur la marche du cancer, la pratiquent trop souvent en dehors des conditions, assez rares, qui promettent un succès durable, sont loin de pécher par ignorance. Je vous le prouverai par l'extrait suivant d'une lettre qu'un confrère, médecin en chef d'un hôpital de province, adressait, le 31 juillet 1840, à M. le docteur Canquoin, pour lui demander les moyens de faire fondre une petite glande que sa femme avait au sein :

« Si celle qui porte cette tumeur n'était pas ma « femme, écrivait ce confrère, il y a longtemps « que j'en aurais fait justice en l'extirpant par une « simple boutonnière; mais on ne porte pas *impu-* « *nément* le fer sur les seins, surtout quand ils nous « touchent de si près...

« Je fais des vœux ardents pour que votre mé- « thode *véritablement curative* d'une affection que « jusqu'ici on n'a JAMAIS GUÉRIE, me dispense pour « mon compte, à l'avenir, et dispense tous nos con- « frères d'en venir à l'ablation des tumeurs cancé- « reuses des mamelles, car *trop souvent* nous avons « la douleur de les voir se *reproduire.* »

Voici un nouvel exemple de la confiance qu'inspire l'opération à ses partisans; comme le précédent, je l'extrais d'une lettre adressée à M. Canquoin, par un confrère :

« Je déclarai, écrivait-il, que la malade devait « être opérée » (elle avait au sein une tumeur squirrheuse du volume d'un petit œuf de poule). « Plu- « sieurs confrères, consultés, partagèrent ma ma- « nière de voir; mais, comme *aucun* de nous ne

« voulut *garantir* le succès de l'opération, *garantie* « que l'on *exigeait*, la malade recourut aux soins de « charlatans qui *garantirent* sa guérison à prix fixe, « *ce qu'ils ne purent effectuer*. Lorsque la malade me « rappela, après plusieurs mois, la maladie avait « fait tant de progrès, que le cancer était ulcéré et « avait envahi l'aisselle. »

Triste et cruelle leçon pour ceux que séduisent si facilement de fausses promesses de guérison.

« Persuadé, écrivait un troisième confrère, que le « cancer traité par les moyens thérapeutiques ordi- « naires est une maladie *presque toujours incurable*, « et que le moyen le plus efficace qu'on emploie « (l'enlèvement du mal par le bistouri) est *loin* de « *réussir aussi souvent* que le *prétendent les opérateurs*, « je vous adresse une dame atteinte de cette cruelle « maladie. »

Un autre confrère écrivait :

« Les grands succès de votre traitement des af- « fections cancéreuses du sein me sont parvenus. « Vous savez trop bien le *peu de succès de toutes les* « *méthodes* depuis les temps les plus reculés jusqu'à « nos jours; tous les médecins seront donc on ne « peut plus curieux de connaître votre traitement. »

« Veuillez me permettre (disait dans sa lettre un « nouveau confrère), de vous adresser une pauvre « femme de mon pays, atteinte, depuis quelques an- « nées, d'un cancer de la mamelle droite. J'ai *opéré* « cette femme au mois de mars; jusqu'au mois d'août « suivant, tout allait pour le mieux, lorsque je m'a- « perçus qu'il y avait *récidive;* depuis ce temps la

« tumeur a *considérablement augmenté;* je crains « qu'une *nouvelle opération*, par l'instrument tran- « chant, soit encore *infructueuse.* »

Dans une lettre d'un sixième confrère, je trouve ce passage :

« Je vous envoie cette femme de la campagne, que « j'ai *opérée*, il y a dix mois, d'un cancer au sein; le « mal a jeté de *nouvelles racines, et plus étendues* qu'au- « paravant. »

Je termine ces citations, que je pourrais multiplier, par cette dernière, que j'emprunte à la lettre d'un mari fort inquiet sur la santé de sa femme :

« Depuis un an, écrivait-il, une glande s'est dé- « clarée au sein droit de mon épouse, âgée de 35 ans. « J'en suis d'autant plus alarmé que *deux* de ses « *tantes* sont mortes de maladie cancéreuse de ma- « trice... Or, je suis dans une cruelle perplexité. Un « médecin m'a conseillé l'ablation de la glande; *deux* « autres m'ont dit que cette opération cruelle *n'en- « lèverait pas le germe du mal, qui reste dans l'organisme; « que de nouvelles glandes reparaîtraient, et que la ma- « ladie suivrait son cours jusqu'à son terme fatal.* »

Vous n'êtes pas le seul, comme vous voyez, qu'une pratique intelligente ait convaincu de l'inefficacité et du danger de l'opération. Vos observations vous ont aussi démontré que l'opération partage ce double et fâcheux privilége avec beaucoup d'autres moyens réputés curatifs du cancer. Les faits si nombreux, devant lesquels vous avez vu s'évanouir la vertu de ces prétendus curatifs, vous ont, à juste titre, rendu défiant; ils ne vous permettent pas d'admettre, sur paroles, les résultats merveilleux annoncés par M. le docteur Canquoin. Cependant, vous l'avez entendu vanter ses guérisons nombreuses; vous avez lu, dans quantité de journaux, les attestations de cures *remarquables*, *admirables*, *extraordinaires*, *décisives* et *radicales* opérées par les soins de cet *habile* médecin; vous avez parcouru son ouvrage rempli de faits qui vous ont paru non moins surprenants, et votre étonnement n'a plus connu de borne en présence d'un certain passage dans lequel il déclare qu'il *guérit, par sa méthode, quatre-vingt-deux cancéreux sur cent;* vous avez trouvé dans l'*Encyclopédie biographique du dix-neuvième siècle*, ce docteur inscrit au rang des médecins célèbres; enfin, vous savez qu'une distinction aussi honorable que flatteuse, en comblant ses vœux, a justement rehaussé le mérite de l'invention de la pâte caustique qui porte son nom, mais, malheureusement, n'a pas augmenté l'efficacité curative de ce moyen dans le traitement du cancer.

Il y avait là, certes, assez de titres à votre confiance! Ainsi que tant d'autres, vous auriez pu vous en contenter; prendre au sérieux cette célébrité médicale, et la considérer comme une des lumières de l'art de guérir, comme le sauveur de cette malheureuse partie de l'humanité destinée fatalement à devenir la proie du cancer! Mais l'expérience vous a rendu soupçonneux; vous ne voulez voir dans les témoignages des journaux que des annonces de cures illusoires; et si, pour tant d'autres, les apparences sont tout, pour vous c'est bien différent, car vous n'oubliez pas que les plus séduisantes ne sont pas toujours les moins trompeuses.

Informé que vous êtes que, pendant longtemps, j'ai été le témoin assidu de la pratique de M. le docteur Canquoin auquel j'ai succédé, vous paraissez croire que je suis en mesure de lever tous vos doutes sur les résultats de son traitement du cancer; je vais essayer de répondre à la confiance dont vous voulez bien m'honorer.

Dans le courant de l'année 1841, des circonstances, pour ainsi dire fortuites, me mirent en rapport avec M. le docteur Canquoin, et, jusqu'en 1843, époque à laquelle ces rapports cessèrent, je pus constater les résultats de sa pratique, car tous les sujets qu'il traita, dans cet intervalle, furent soumis à mon observation. Pendant cette période de temps j'eus, d'abord, occasion de voir revenir un grand nombre de cancéreux qui avaient subi son traitement, antérieurement à mes premiers rapports avec ce docteur, traitement qui fut aussi inefficace la seconde ou la troisième fois que la première; après cela, je vous laisse conclure sur le sort de ceux qui ne sont pas revenus. En outre, j'ai entre les mains des documents nombreux et irrécusables, propres à confirmer les faits dont j'ai été témoin, et à vous éclairer sur ceux accomplis dans les années antérieures à 1841. Enfin, aujourd'hui, je puis ajouter, à l'ensemble imposant des preuves que je possède, l'autorité d'une expérience pratique de DIX ANNÉES, dernière garantie dont chacun appréciera la valeur. Je crois donc réunir toutes les conditions désirables pour vous fixer, *complétement*, sur l'importance d'une méthode proclamée *curative* du cancer par M. le docteur Canquoin, et qui consiste *principalement*, vous le savez, dans l'emploi de la cautérisation.

Durant ces dix années de pratique, j'ai pu apprécier les résultats de l'application des caustiques dans des cas de cancer multiples et variés, et dans une foule d'autres cas pathologiques étrangers à la maladie cancéreuse; j'ai comparé ces résultats avec ceux de l'opération par l'instrument tranchant; et, cette comparaison établie, *uniquement*, au profit de la science et des malades, et non avec le dessein prémédité de faire prévaloir tel ou tel mode de traitement, ne m'a laissé aucun doute, d'une part : *Sur les avantages incontestables de la cautérisation appliquée aux derniers cas dont j'ai parlé; d'autre part : sur son insuffisance jointe à son danger, lorsqu'il s'agit de cancer*. Je m'explique :

Deux catégories divisent les maladies qui réclament l'opération : à la première, appartiendront celles que j'appellerai simples, c'est-à-dire non cancéreuses, et qui, pourtant, dans plus d'un cas, peuvent ressembler, plus ou moins, à ces dernières, bien que par leur nature intime elles en diffèrent totalement. Cette ressemblance trompeuse fait qu'on les confond souvent, surtout aux seins, où le cancer est plus fréquent; et alors on produit des cures de maladies que j'appelle simples, pour des cures de maladies cancéreuses. Une telle confusion a de sérieuses conséquences : elle conduit à s'appuyer sur des succès faciles, pour conclure à la souveraine efficacité d'un même traitement dans des cas pathologiques, au fond, bien différents; et, de la sorte, on prépare à soi et aux autres les déceptions les plus cruelles. Dans mon travail sur le cancer, je m'attacherai à établir les signes distinctifs propres à faire éviter l'erreur en question. Après avoir fixé votre attention sur ce point essentiel, car la vie des malades en dépend, qu'il me suffise, aujourd'hui, de vous dire que pour moi les maladies simples sont celles dont l'existence ne se lie point à un vice général de l'organisme; elles sont tout-à-fait locales, et il suffit d'agir localement pour les guérir. La cautérisation, à moins de contre-indications dont il faut toujours tenir compte, est alors le moyen curatif par excellence : elle a le double et bien précieux avantage de guérir sans causer d'effroi, et sans exposer la vie des malades; on doit l'employer hardiment et de préférence à l'instrument tranchant dont l'usage, même dans les cas les plus insignifiants, ne peut inspirer une sécurité complète : pendant l'opération, il fait craindre l'hémorrhagie immédiate, l'introduction de l'air dans les veines; après l'opération, l'hémorrhagie consécutive, la fièvre traumatique, l'érysipèle, le phlegmon diffus, l'inflammation des veines, des vaisseaux lymphatiques, la résorption du pus, la gangrène, accidents si graves qui font périr tant d'opérés. La cautérisation, au contraire, non-seulement met à l'abri de ces dangers, mais elle est aussi un des meilleurs moyens de dissiper ceux d'entre eux qui apparaissent après l'opération par le fer. Je puis invoquer ici le nom d'un homme éminent et qui fait autorité, de M. le docteur Bonnet, chirurgien en chef de l'Hôtel-Dieu de Lyon.

A l'appui de ce que j'avance, voici des faits tirés de ma pratique; je me contenterai de les indiquer ici, me réservant de les exposer dans un autre travail, avec tous les détails nécessaires.

Les caustiques m'ont servi à débarrasser bon nombre de malades de tumeurs volumineuses situées sur les parties postérieure, latérales et antérieure du cou; parmi ces tumeurs, je puis signaler un goître énorme qui, comprimant la trachée-artère, menaçait de produire la suffocation. Malgré la quantité considérable de vaisseaux qui entraient dans sa composition, j'ai pu le détruire, ainsi que les autres tumeurs dont j'ai parlé, sans provoquer la moindre hémorrhagie, sans avoir à craindre l'introduction de l'air dans les veines; ce que fait toujours redouter l'extirpation des tumeurs du cou par l'instrument tranchant. (M. le docteur Hutin, connu par un excellent *Traité sur les maladies des femmes*, et par des travaux importants et spéciaux sur les eaux minérales de Plombières, où il va chaque année passer la saison, a été témoin de la destruction du goître dont je viens de parler.)

J'ai triomphé, à l'aide des caustiques, d'un kyste de l'intérieur de la paume de la main. Ce kyste renfermait des corps étrangers et se prolongeait, en passant sous le ligament antérieur du poignet, jusqu'à l'avant-bras. On sait combien est dangereuse l'opération par le fer, dans cette maladie.

Je me suis également servi de la cautérisation, avec le plus grand avantage, pour détruire, dans différentes autres parties du corps, les parois de kystes plus ou moins volumineux, dont la dissection est toujours longue, pénible, et surtout dangereuse par ses effets immédiats ou consécutifs.

J'ai appliqué très-fréquemment la cautérisation, avec un succès constant, aux tumeurs de la tête, du tronc et des membres, désignées communément sous le nom de loupes; à celles de la face, que l'on appelle envies, taches de naissance; aux tumeurs simples des seins et des aisselles. Dans tous ces cas, je n'ai jamais vu survenir d'accidents, pas même l'érysipèle, si fréquent et parfois si grave après l'emploi du bistouri.

La cautérisation a été, entre mes mains, un moyen des plus efficaces contre différentes espèces d'excroissances, parmi lesquelles je dois citer celles de la matrice; contre certains engorgements du col de cet organe.

L'application des caustiques aux varices, aux tumeurs hémorrhoïdales (un de nos plus habiles chirurgiens, M. le docteur Amussat, a consigné, dans un mémoire particulier, les heureux résultats que lui a procurés la cautérisation appliquée à ces tumeurs), à la chute du fondement, affections si douloureuses et si dégoûtantes, m'a surtout prouvé combien leur action diffère de celle de l'instrument tranchant. Avec les premiers, sécurité complète et guérison; avec le second, appréhension d'accidents mortels, tels que l'inflammation veineuse, la résorption du pus, etc., etc.

Telle est l'efficacité que j'ai reconnue à la cautérisation dans les affections chirurgicales de cette première catégorie.

Malheureusement, cette efficacité est loin d'être aussi grande dans la catégorie qui renferme les maladies dépendant d'un vice général de la constitution, entre lesquelles j'établis une distinction importante. Parmi elles, en effet, il en est, les maladies syphilitiques, par exemple, qui résultent d'un virus introduit du dehors, et qui cèdent toujours à une médication interne connue. Ici, les caustiques sont à peu près inutiles, ou ils jouent un rôle tout-à-fait secondaire.

Les autres, à part quelques exceptions, se rattachent à un état général que tous les médicaments connus, administrés intérieurement ou extérieurement, sont impuissants à faire disparaître : ce sont les maladies cancéreuses proprement dites.

Dans celles-ci, la cautérisation est non-seulement insuffisante, mais elle est encore dangereuse. Elle est insuffisante, parce qu'elle guérit rarement; elle est dangereuse, parce qu'elle donne au cancer une nouvelle activité. Il en résulte que, dans cette cruelle maladie, on doit user de ce moyen avec une prudence et une réserve extrêmes; il ne faut pas oublier que le succès dépend de l'opportunité de son emploi, et qu'en dehors de cette opportunité, malheureusement trop rare, la cautérisation, de même que l'opération par le fer, imprime une marche plus rapide à la maladie cancéreuse et précipite sa terminaison fatale. Donner les caustiques comme une panacée du cancer, pour ainsi dire, c'est faire preuve d'ignorance ou de mauvaise foi; c'est mentir à la science et à l'humanité. La vertu curative de cette panacée s'est révélée à mes yeux dans des limites trop restreintes, pour que je puisse lui accorder autre chose qu'une infaillibilité d'exception. Je regrette d'être, sur ce point essentiel, en désaccord complet avec M. le docteur Canquoin; mais les faits relatifs au cancer, que j'ai recueillis dans SA PRATIQUE MÊME, ne me permettent pas d'admettre son opinion. Ces faits, dont l'exposé va suivre, prouvent qu'il a singulièrement méconnu la vérité, en déclarant (page 130 de son ouvrage intitulé *Traitement du cancer*), que *sa méthode*, ou la cautérisation, possède le merveilleux pouvoir de *guérir la maladie cancéreuse quatre-vingt-deux fois sur cent*.

Avant d'aller plus loin, je déclare que, si je combats les erreurs dans lesquelles le désir louable, mais peut-être trop ardent d'innover, a fait tomber mon prédécesseur, je n'incrimine en rien ses intentions. Qui songerait à leur faire l'injure du plus léger soupçon, après avoir lu le langage plein de dignité par lequel M. le docteur Canquoin inaugure son œuvre sur le traitement du cancer? « Ce « n'est point une vaine satisfaction d'amour-propre « que j'ambitionne, s'écrie-t-il (page 1 de la préface); « un motif plus noble m'anime. Médecin, je cherche « à me rendre utile à l'humanité, trop heureux si

« mes convictions peuvent être partagées par tous « mes confrères »; après avoir entendu la page 120 du même ouvrage redire, comme un fidèle écho de la préface, ces généreuses paroles : « C'est afin de « remplir un devoir aussi sacré pour eux (ses con- « frères) que pour mon propre cœur, celui d'arra- « cher à une mort longue et douloureuse le sep- « tième de la population la plus intéressante des « villes, que je tiens à faire ressortir les avantages « de la découverte dont je me glorifie d'avoir doté « la science, en fait de thérapeutique des maladies « cancéreuses. »

Cet aveuglement d'un médecin sur l'efficacité de sa découverte qu'il vante, n'est pas sans exemple : dans l'ouvrage précité (page 23), l'auteur a soin de nous apprendre qu'autrefois Storck, en Allemagne, croyant avoir trouvé dans la ciguë le spécifique du cancer, loua outre mesure la vertu curative de cette plante. Durant un certain temps, elle fit des miracles de guérison entre les mains de son inventeur; mais, à mesure que son usage plus répandu permit d'en mieux apprécier les effets, elle tomba dans un discrédit de plus en plus grand aux yeux des praticiens, et bientôt l'on put dire de la découverte du médecin allemand, ce qui, plus tard, devait également s'appliquer à celle du docteur français : « *hâtez-vous de vous en servir pendant qu'elle guérit.* »

Il est regrettable qu'en signalant les illusions de son devancier, M. Canquoin ne se soit pas un peu plus défié des siennes.

La cautérisation, judicieusement appliquée, est

utile dans le traitement du cancer, je m'empresse de le reconnaître; mais cette utilité restreinte n'autorise pas à prêter à ce moyen un pouvoir curatif fantastique. L'exagération, en pareille matière, est criminelle, car elle tourne au détriment des malheureux malades, qu'elle rend victimes de tentatives inopportunes. Comment croire, en effet, à cette efficacité merveilleuse de la méthode exposée dans l'ouvrage sur le *traitement du cancer*, quand l'auteur avoue (page 24) que « *sur les moyens extérieurs repose* « *la partie principale de sa méthode?* »

Mais le cancer, ai-je dit, n'est point une maladie locale. Le plus souvent, au contraire, il est, dès son origine, une maladie à laquelle participe tout l'organisme; il ne suffit donc pas, pour le guérir, d'enlever ou de détruire, par une action externe et circonscrite, la tumeur ou l'ulcère cancéreux ; car là n'est pas toute la maladie. Cette tumeur ou cet ulcère ne sont qu'une manifestation extérieure de cet état pathologique général que les médications connues sont impuissantes à changer, et sur lequel les fondants énergiques, l'ablation par le fer, ou la destruction par les caustiques, non-seulement ne peuvent rien, mais ont habituellement les plus mauvais effets. Les praticiens les plus éclairés et les plus dignes de confiance, de tous les temps et de tous les lieux, ont constaté l'extrême difficulté de guérir le cancer et le danger de lui opposer en général une médication violente. M. le docteur Canquoin s'est inscrit en faux contre cette double vérité, dont les résultats de sa pratique faisaient pourtant ressortir l'évidence. Il a cru qu'il suffisait, pour la détruire, de proclamer, dans son ouvrage et ailleurs, qu'il guérissait la maladie cancéreuse; de ranger, parmi ses prétendues cures de cancer, des cures de syphilis, de plaies de jambes, de tumeurs lymphatiques, de névrômes, d'engorgements simples, et d'autres affections facilement curables; enfin d'interpréter, même au profit de sa cause, jusqu'aux rares insuccès qu'il cite dans son ouvrage. L'observation de Mme de Saint-M... (p. 304), par exemple, tend à faire croire qu'elle n'a été victime que de son indocilité; la suivante (page 306), que la malade, sur la docilité de laquelle il n'y avait rien à dire, est morte *guérie* de son cancer. Cette dernière observation est trop curieuse pour ne pas la rapporter dans son entier :

« Une dame de quarante ans, dit l'auteur, avait « toute la partie antérieure droite de la poitrine re- « couverte d'un cancer; l'épaule, du même côté, « ainsi qu'une partie du dos, étaient, en outre, « parsemés de tubercules. J'obtins la *résolution de « ces derniers*, en employant la pommade résolutive, « et la *cure complète du cancer*, par deux applications « de pâte escharrotique.

« Un hydrothorax, qui compliquait la maladie, « avait même *disparu* dès le début du traitement; « malheureusement, la santé générale de cette « dame était si délabrée, qu'elle succomba peu de « temps après la *disparition* du cancer; plusieurs « médecins se réunirent à moi pour opiner que « la mort était le résultat de nombreux *tubercules*

« occupant les poumons, le foie et le mésentère. »

J'ignore ce fait : mais ce que je sais, c'est que les tubercules dont les poumons, le foie et le mésentère se trouvaient farcis, étaient des produits cancéreux ; que l'hydrothorax se liant à leur présence ne pouvait disparaître ; que la résolution des tubercules de l'épaule n'a pu être obtenue, encore bien moins la *cure complète du cancer*, et qu'au lieu de la disparition de celui-ci, on a eu celle de la malade.

En choisissant un fait pareil à l'appui de sa méthode, M. Canquoin met dans l'alternative de suspecter sa véracité, ou ses connaissances spéciales en matière de cancer. Les plus élémentaires apprennent que, lorsque cette maladie s'accompagne de tubercules, elle est des plus incurables ; et que ceux-ci se jouent de ses pommades résolutives, et de la plume à écrire bien acérée, et chargée d'une liqueur caustique, avec laquelle il triomphe TOUJOURS, dit-il (page 113), de ces tubercules, en les piquant profondément.

Dans l'observation de Mme P... (page 269) M. Canquoin signale un nouveau triomphe sur les tubercules cancéreux :

« .... Mais, dit-il, une circonstance fâcheuse « vint retarder la cicatrisation : je veux parler de « *tubercules* cutanés, développés dans l'épaisseur du « derme, aux environs de la plaie, et d'un engor- « gement squirrheux qui vint à se former sous l'ais- « selle. Ces accidents réclamaient des soins parti- « culiers : les *tubercules se dissipèrent* par le chlorure « d'or, et l'engorgement axillaire *céda* au causti-

« que de Vienne suivi du caustique modifié. Aujour-
« d'hui (1er juin 1838), la plaie de l'aisselle est en « voie de cicatrisation, et tout me porte à croire que, « *sous peu*, la malade sera ENTIÈREMENT délivrée « de sa grave et rebelle affection. »

Au mois d'août suivant, le mari de cette dame écrivait ainsi à M. le docteur Canquoin :

« Voilà six semaines que ma femme n'a pu sor- « tir. La position de son sein s'est aggravée d'une « MANIÈRE EFFRAYANTE ; quand je pense aux sa- « crifices de toute nature faits depuis *deux ans et* « *demi*, et que je les compare au *peu* de succès obte- « nus, je ne sais pas s'il n'eût pas été préférable de « laisser le mal agir par lui-même ; je crois qu'il a « fonctionné BEAUCOUP PLUS VITE.

« J'ai employé tous les moyens, la pommade « *arsenicale* que vous m'avez prescrits, l'onguent *anti-* « *cancéreux*, pour pansements ; TOUT a été INFRUC- « TUEUX ; je vous avoue que je suis *totalement décou-* « *ragé*. Le mal s'est *étendu sous l'aisselle ;* des *tubercules* « se sont déclarés sur le corps ; ceux qui avaient été « cicatrisés sont REVENUS PLUS DURS et PLUS FORTS. »

Laissons ce triomphe et passons à un autre : celui-ci est relatif au nommé Franchesci dont l'observation (page 178) se termine de la sorte :

« Je lui laissai donc (à M. le docteur Baratta, de « Milan) les instructions nécessaires pour diriger le « traitement, et j'eus la satisfaction d'apprendre, « deux mois après, la guérison de M. Franchesci. »

M. le docteur Baratta, écrivant à M. Canquoin, en 1838, époque qui concorde avec celle de la publication de l'ouvrage dans lequel ce fait est cité comme une guérison, lui apprenait la mort de Franchesci en ces termes :

« Franchesci est MORT dernièrement d'une fièvre « lente causée par le cancer qui se propagea à l'œil « et dans toute la partie interne de l'orbite. »

M. Canquoin est encore à côté de la vérité, en attribuant à une métastase rhumatismale la mort subite de Mme M... (page 298), qui, évidemment, a été l'effet de son cancer.

Cette terrible maladie, parvenue à un certain degré, s'accompagne de douleurs qui simulent le rhumatisme, mais dont la nature est *essentiellement* cancéreuse. Leur existence est un des signes les plus funestes; elles peuvent se faire sentir partout ; cependant leurs siéges de prédilection sont les lombes, le haut des cuisses; elles simulent la sciatique, et rendent quelquefois, par leur violence, la marche très-pénible, même impossible; ces douleurs, variables par leur intensité, ne cèdent jamais complétement; elles contre-indiquent toute espèce d'opération. C'est dans de telles conditions que l'on voit des cancéreux tomber en paralysie , se fracturer, spontanément, les os devenus plus friables; enfin, mourir subitement.

Les deux observations suivantes vous fourniront la preuve de ce que j'avance. Voici un extrait de la première, relative à Mme B... (page 229) :

« .... Mais, dit M. Canquoin , Mme B... fut « prise de douleurs névralgiques qui, partant de la « région lombaire, s'irradiaient avec force dans les

« extrémités pelviennes, et simulaient très-bien une « double névralgie fémoro-poplitée..... *Un affaiblis-« sement progressif et remarquable des jambes rendait la « démarche incertaine.* »

Ces funestes symptômes n'empêchèrent pas de soumettre la malade à l'action du caustique; elle n'avait jamais été opérée, le résultat était facile à prévoir :

« Elle succomba après deux mois de dépérisse-« ment, avec une susceptibilité telle de l'estomac, « que ce viscère (devenu cancéreux, sans doute) re-« jetait immédiatement tout ce qui lui était confié.

« Il n'y avait donc pas lieu de guérir Mme B..., dit « l'auteur en terminant (il y a toujours lieu de gué-« rir, mais possibilité c'est autre chose !). Bien que « l'opération, pratiquée dans des circonstances dé-« favorables, eût été faite avec succès (très-brillant, « en effet), je ne l'aurais point pratiquée, je dois « l'avouer, si j'avais été prévenu de l'existence, chez « cette dame, d'une cause héréditaire. »

Et les autres signes d'incurabilité n'étaient-ils donc pas assez expressifs pour être compris, surtout par un homme habitué au langage du cancer ?

L'autre observation (page 126) est celle de Mme Lond..., qui avait déjà subi trois opérations par le bistouri, avant de s'adresser à M. Canquoin. Par son traitement, dit-il :

« ..... La santé de la malade s'est progressive-« ment rétablie... Mais l'année suivante, Mme Lond... « succomba à une paralysie générale, qui, pro-« gressivement, s'était emparée de tout le corps. »

Ce n'est pas la paralysie, mais le cancer, cause de cette paralysie elle-même, qui a fait succomber la malade. Quant au rétablissement progressif de sa santé, voici une lettre qui vous fixera; elle a été adressée à M. Canquoin, quelques mois après le retour de cette dame dans sa famille :

« Mme Lond..., dit cette lettre, souffre considéra-« blement du bras droit à partir de l'omoplate; la « jambe du même côté devient plus faible encore; « il y a insensibilité de la peau en général, engour-« dissement très-prononcé dans les mains, au point « de ne pouvoir s'en servir.

« L'excroissance glanduleuse de laquelle vous « êtes parvenu à débarrasser Mme Lond... *se forme* « *de nouveau*; à son milieu elle peut avoir quatre li-« gnes d'épaisseur. »

En résumé, l'on ne constate de progressif que le dépérissement.

Parmi les faits rapportés dans l'ouvrage sur le *traitement du cancer*, celui de Mme F... (page 251) est resté pour le lecteur une énigme :

« ..... Déjà depuis quinze jours, dit l'auteur, la « malade va mieux (fin mai 1838), et je conserve « l'espoir de la rétablir en bonne santé.

« Dans l'édition qui suivra celle-ci, je tiendrai le « public au courant du résultat définitif que j'au-« rai obtenu. »

Je remplis, aujourd'hui, cette intention, en vous donnant le mot de l'énigme :

« Depuis que ma femme est de retour à Paris, « écrivait le mari de la malade en octobre 1838,

« sa santé ne s'est pas améliorée ; elle souffre pres-
« que continuellement, les glandes sont restées à
« peu près dans le même état. »

Dans une autre lettre, il dit :

« ..... J'ai eu le malheur de perdre ma femme à
« la fin de l'année 1839. »

Quand M. Canquoin n'interprète pas les faits en sa faveur, il les donne comme inexplicables ; témoin celui du sieur Foret (page 319) dont la mort a été si prompte. Cependant l'explication de ce cas était un problème plus facile à résoudre que celui de la guérison du cancer. Il suffit, en effet, d'avoir observé quelque peu pour ne pas douter que la douleur fixe et violente survenue tout à coup dans l'hypocondre gauche du malade, fut le résultat de l'explosion subite du cancer au sein d'un organe contenu dans cette région.

Ce qui précède vous a donné un aperçu de l'adresse avec laquelle M. Canquoin a su faire parler, dans son ouvrage, les faits en sa faveur ; je trouve un nouvel échantillon de cette adresse dans le *Journal des Débats* de l'année 1840 ; le voici :

« Permettez-moi de publier, dans vos colonnes,
« toute ma gratitude pour M. le docteur Canquoin
« qui a guéri, il y a quinze mois révolus, sans *instru-*
« *ment tranchant*, Mme Aub... ma fille, d'un ENOR-
« ME CANCER au sein, datant de sept années, ré-
« fractaire au traitement des plus habiles praticiens,
« et pour lequel on avait proposé, comme dernière
« ressource, l'opération.

« *Signé* : Clus... »

Je lis à la page du registre de M. Canquoin, où est inscrite Mme Aub... : « Tumeur au sein gauche, « volume d'une *noix ordinaire.* »

Au lieu d'un ÉNORME CANCER, ce n'était donc qu'une tumeur *microscopique, insignifiante.*

Je livre ce fait à vos réflexions, et je reviens à l'ouvrage sur *le traitement du cancer.*

L'auteur, après avoir exposé, avec détails, les dangers de l'arsenic, dans un chapitre spécial intitulé : *Des préparations arsenicales* (page 38), dit (page 61) :

« Ce fut en 1824 que, frappé des accidents fu-« nestes souvent occasionnés par ces préparations, « je leur substituai le chlorure de zinc... »

Et pour que l'idée de ces accidents se grave mieux dans l'esprit, il y revient de nouveau, en ces termes (pag. 74 et suiv.) : « ..... Que certains médecins n'ail-« lent pas se récrier, et me dire : Mais quelques ma-« lades ont été guéris pourtant par les préparations « arsenicales ; autrement, je leur répondrais qu'ils « n'ont pu parvenir à les employer, d'une manière « innocente, que sur des parties très-resserrées..... « Que je les défie d'obtenir un tel résultat, en réi-« térant cette application, surtout quand la peau est « dénudée..., et principalement sur les régions mam-« maires, pour lesquelles le cancer affecte une si fu-« neste prédilection ; je leur répondrais que, dût-on « redouter, seulement une fois sur cent, les effets « toxiques de l'arsenic, mille fois plus prudent et « même plus humain serait de préférer le chlo-« rure de zinc, qui, à tant d'autres avantages, réu-

« nit ceux de n'être nullement vénéneux ni même « aussi douloureux que l'arsenic. S'ils persistaient « encore dans leur entêtement, je leur rappellerais « enfin que les expériences de M. Smith, que les faits « malheureux relatés par plusieurs auteurs dignes « de foi, que celui que j'ai rapporté moi-même dans « cet ouvrage, et que celui qui est dû à la bonne foi « de M. le professeur Roux, s'élèvent comme des « juges irrécusables pour les condamner sans appel. »

Vous avez conclu, avec beaucoup d'autres, que l'homme qui avait écrit ces lignes devait avoir proscrit de sa pratique ces dangereuses préparations. Je l'avais cru moi-même jusqu'au moment où, à ma grande surprise, j'appris, de sa propre bouche, qu'elles constituaient la partie secrète et importante de sa méthode dont elles assuraient le succès. Jugez-en par le fait suivant, que je vous cite entre plusieurs :

Mlle H..... atteinte d'un squirrhe au sein, vint, en 1841, se faire traiter par M. le docteur Canquoin, qui lui appliqua une de ses préparations arsenicales. Son effet fut terrible ; outre des douleurs atroces, elle détermina tous les accidents qui se remarquent dans le plus violent empoisonnement. Pendant dix-sept jours, les vomissements furent presque continuels ; la prostration devint extrême, la mort semblait imminente. La cessation des vomissements permit, enfin, par une alimentation convenable, de ranimer et de soutenir l'existence si fortement compromise. Une paralysie générale avait anéanti le mouvement et la sensibilité; la malade était, dans son lit, comme une masse inerte, privée même de l'usage de ses mains, qui ne sentaient plus ce qu'elles touchaient. Cet état cruel dura près de six mois, temps après lequel Mlle H... retrouva, mais très-incomplétement, l'usage de ses membres.

L'arsenic n'avait pas détruit la totalité de la tumeur squirrheuse. Dans l'état déplorable où il avait réduit sa malade, M. le docteur Canquoin avait dû renoncer à poursuivre la destruction de cette tumeur ; il abandonna donc la maladie du sein à sa marche naturelle, trop heureux d'arriver à une cicatrisation, qui fit croire à la malade qu'elle était guérie, encore bien qu'il lui restât une portion du sein cancéreux : M. le docteur Canquoin la laissa partir avec cette conviction; mais la malade ne tarda pas à venir réclamer les soins de son guérisseur. Ce fut en vain qu'il rendit la destruction du sein plus complète; la maladie ne fut pas guérie; au contraire, elle marcha avec la rapidité funeste qu'imprime au cancer l'imprudent emploi de tout moyen violent.

Mlle H..., avec laquelle je restai en correspondance, reconnaissante des conseils que je lui avais transmis, et de l'offre désintéressé de mes soins dans le cas où elle voudrait revenir à Paris, me répondit dans un moment de désespoir :

« Je vous remercie de votre offre, et me résigne « à mon sort. Veuillez me conserver votre intérêt « jusqu'à ma fin ; ce sera une consolation pour vo- « tre malheureuse, mais bien attachée malade.»

Ainsi M. le docteur Canquoin traitait encore ses

malades par l'arsenic, en 1841; et cependant en 1834, en pleine Académie, séance du 25 novembre, il avait déclaré qu'il possédait, depuis *dix ans*, dans la pâte de chlorure de zinc, le moyen d'opérer la *guérison radicale* de cette affreuse maladie.

Le *Journal de Paris et des départements*, du 28 novembre 1834, annonçait ainsi cette précieuse découverte :

« M. le docteur Canquoin a lu avant-hier, à l'A-
« cadémie de médecine, un mémoire sur une *dé-*
« *couverte qui lui appartient*, et qui est de la plus
« grande importance pour l'humanité et pour la
« science. Il s'agit du traitement des affections can-
« céreuses, en général, par une méthode qui lui est
« propre, qui exclut toute opération chirurgicale,
« et dont une expérience de DIX ANNÉES lui permet
« d'affirmer la GUÉRISON RADICALE. »

Vous aurez la mesure de l'exagération des annonces de M. le docteur Canquoin, quand vous connaîtrez la vérité sur ses cures proclamées RADICALES :

« Mon épouse, âgée de 66 ans »(citation empruntée au journal *le Siècle*, année 1840), « portait au
« sein droit, depuis trois années, un cancer *énorme*
« et fort *douloureux*, que plusieurs chirurgiens de
« mérite avaient jugé indispensable d'opérer. Au-
« jourd'hui, je suis heureux, dans *l'intérêt de*
« *l'humanité*, de pouvoir annoncer qu'elle doit sa
« guérison BIEN COMPLÈTE, *et sans opération tran-*
« *chante*, aux bons soins et au talent si distingué de
« M. le docteur Canquoin.

« *Signé* DA...»

Dès 1841, Mme Da... eut une récidive qui la fit succomber.

Comment faire concorder cette annonce avec la note suivante écrite, par M. Canquoin, dans son registre :

« Mme Da... âgée de 65 ans, squirrhe du volume « d'un œuf, non adhérent, *très-peu douloureux*, datant « de *sept mois.* »

« Ayant eu connaissance par votre estimable jour- « nal (la *Presse*, année 1841), des cures vraiment « *extraordinaires* opérées par l'heureuse découverte « de M. le docteur Canquoin, pour les cancers et les « engorgements squirrheux des seins, *sans instru-* « *ment tranchant*, je m'empresse aussi, dans *l'intérêt* « des personnes affligées de cette affreuse maladie, « de signaler à la société la CURE REMARQUABLE que « vient de faire cet *habile* médecin, sur Mme Cab..., « mon épouse, pour un cas de cancer au sein gau- « che, jugé fort grave par les meilleurs praticiens, « et dont il vient de la guérir BIEN RADICALEMENT.

« *Signé* Cab... »

Cette annonce est du 30 mai 1841. Le 4 juin suivant, M. Cab..., écrivant à M. Canquoin, confirmait ainsi cette guérison radicale :

« ... Il s'est manifesté quelques effets dans le sein « malade, qui nous inquiètent; d'abord ce sein est « beaucoup plus gros, et plus tendu, et plus ferme « que l'autre. Ensuite, à deux ou trois endroits, il « existe des élévations, à peu près de la grosseur « d'une petite noisette. »

Un nouveau traitement devint bientôt nécessaire, et M. Canquoin se rendit auprès de la malade pour consolider sa guérison. Quelque temps après son retour, M. Cab... lui écrivait (20 août 1841) :

« Notre malade va fort bien, l'escarre est en-« tièrement tombée; la plaie est en suppuration et « suit bien sa marche accoutumée. »

Le 30 août, bonnes nouvelles encore; mais, le 29 octobre suivant, l'alarme renaissait dans l'esprit de M. Cab...

« Je vous écris, dit-il, pour vous faire part des « inquiétudes que me donne l'état de ma femme.»

Ces inquiétudes n'étaient que trop fondées; écoutez plutôt les lettres de M. Cab... à partir du mois d'avril 1842 :

« Depuis que je vous ai écrit, les douleurs que « ma femme ressent *toujours* à son sein n'ont pas « diminué, *au contraire*... En montant vers l'aisselle « il existe, *maintenant*, deux ou trois protubérances « assez dures, dont la dernière est tout-à-fait sous « le bras. »

Une autre lettre commence ainsi :

« Je vous ai écrit, il y a trois jours; mais, en ce « court intervalle, l'état de ma pauvre femme est « *fort empiré*. »

Un examen plus attentif venait de révéler à M. Cab... toute l'étendue du mal.

« J'ai déterminé ma femme, avec un peu de peine « (écrivait-il en dernier lieu, le 1er mai 1842), à se « rendre à Paris; je vous avoue que son état m'in-« quiète, et que je ne la crois pas *guérie entièrement*.

« La malade est plus tranquille que moi; elle ré-
« pète que vous lui avez dit, lorsque vous étiez ici,
« que c'était la dernière opération et qu'elle était
« *guérie;* mais malheureusement, dans cette vilaine
« maladie, les plus habiles peuvent se tromper. »

Mme Cab... en fut la preuve : arrivée à Paris, au commencement de mai, elle y subit une troisième fois le traitement de M. le docteur Canquoin; mais ce fut la dernière : avant la fin de ce mois Mme Cab... était morte.

Après vous avoir donné textuellement les deux attestations précédentes, je me bornerai, pour ne pas vous fatiguer par des répétitions inutiles, à vous indiquer sommairement celles qui suivront :

La Quotidienne, du 27 août 1841, vous a appris que Mme Fran..., affectée d'un cancer ulcéré du sein, compliqué d'engorgement sous l'aisselle, venait d'être guérie, sans instrument tranchant, par la méthode de M. le docteur Canquoin.

Le 22 octobre suivant, M. Fran... écrivait ces lignes au guérisseur de sa femme :

« Je viens encore réclamer vos bons conseils; de-
« puis que mon épouse a eu l'avantage de vous voir,
« la plaie s'était fermée; mais elle vient de s'ouvrir
« de nouveau ; il y a, presque dans l'aisselle, une
« espèce de glande, de la grosseur d'une noix, qui
« est dure et qui lui fait mal ; elle a de fréquents
« élancements. »

Plus tard, le même M. Fran... écrivait :

« Je viens encore vous consulter pour mon épouse;

« nous *croyions* qu'elle était *guérie*, *d'après ce que vous* « *lui aviez dit* à son dernier voyage qu'elle a fait à « Paris ; mais, malheureusement, il n'en est pas « ainsi : elle trouve que le mal fait de nouveaux pro- « grès ; la plaie s'agrandit et devient dure ; elle souf- « fre beaucoup. »

De guérison en guérison, Mme Fran... a fini par succomber à son cancer.

Dans le journal *le Temps*, du 21 janvier 1841, vous avez lu que Mme ve L... ayant eu le bonheur de s'adresser à M. Canquoin, fut, en très-peu de temps, et sans opération tranchante, *guérie* RADICALEMENT de son cancer.

Depuis 1842, Mme ve L... compte quatre récidives.

Le Courrier de Loir-et-Cher, du 11 juillet 1841, a proclamé la cure *admirable*, *prompte* et *décisive*, faite sans instrument tranchant, par M. le docteur Canquoin, sur Mme Gio..., atteinte d'un cancer contre lequel avaient échoué toutes les ressources de l'art.

Avant la fin de l'année, le cancer reparut; il fut promptement mortel.

Le journal *la Presse*, du 6 mai 1841, a signalé au public, entre plusieurs cures *remarquables*, celle de Mme Beu..., affectée, depuis *dix ans*, d'un cancer au sein, et qui fut, dit cette annonce, RADICALEMENT GUÉRIE, sans instrument tranchant, par M. le docteur Canquoin.

Mme Beu... est morte, depuis un an environ, avec son cancer qui, heureusement pour elle, appartenait à cette forme, pour ainsi dire stationnaire, que revêt la maladie chez certains tempéraments. C'est à cette circonstance que Mme Beu... a dû la prolongation de son existence. DANS PLUS D'UN CAS, LA NATURE EST ASSEZ PUISSANTE POUR TRIOMPHER, A LA FOIS, DU MAL ET DU MÉDECIN.

Voici, dans une lettre adressée de Châlons-sur-Marne, le 1er décembre 1840, à M. le docteur Canquoin, par M. Ta..., au sujet de sa femme, atteinte d'une tumeur au sein, un double exemple bien remarquable de cette forme stationnaire de la maladie cancéreuse :

« ... D'ailleurs (écrivait M. Ta...) est-on bien sûr « d'obtenir la guérison ? Et souvent, on aggrave « même le mal. En pareil cas, il vaudrait beaucoup « mieux se borner au régime et à des soins de pro- « preté, d'autant plus qu'on peut vivre fort long- « temps avec des maladies cancéreuses; je connais « cinq dames qui sont affectées de ce mal ; *deux* « d'entre elles l'ont depuis QUARANTE ANS, et ne « veulent pas se soumettre à un traitement, parce « qu'elles sont convaincues que le cancer ne se « guérit pas, et ne veulent pas courir la chance d'ê- « tre plus malades. Du reste, monsieur, je ne sup- « pose pas que vous annonciez un traitement heu- « reux, si vous n'obteniez de fréquents succès. »

Honnête crédulité!!! Combien de malades, à l'exemple de ces deux dames citées par M. Ta..., feraient mieux d'abandonner leur santé aux seuls efforts conservateurs de la bienfaisante nature, que de la livrer aux soins de prétendus guérisseurs, dont ils sont à la fois dupes et victimes!

Aux deux exemples tirés de la lettre précédente, j'en pourrais joindre plusieurs autres analogues; je me contenterai de signaler celui d'une dame à laquelle j'ai donné des soins pour un cancer dont l'origine remontait à une époque très-reculée, et qui la laissa vivre plus de quatre-vingt-dix ans.

Le cancer, vous le savez, n'a rien de fixe dans sa durée : entre la plus courte et la plus longue, il y a des degrés à l'infini; cette durée peut comprendre un grand nombre d'années; elle peut se restreindre à quelques mois seulement. A l'appui de cette dernière assertion, permettez-moi de vous citer le fait suivant :

M. V..., âgé de cinquante-huit ans, avait une sœur d'un âge peu différent du sien; elle était morte d'un cancer à l'ovaire. Cette maladie avait à peine mis une année pour parcourir ses périodes. La ressemblance physique qui existait entre le frère et la sœur semblait annoncer une égale prédisposition, de part et d'autre, à contracter la même maladie et à subir aussi promptement ses funestes conséquences. L'événement le prouva bientôt : au mois d'août 1849, M. V... ressentait les premières atteintes du cancer, qui se développait dans la profondeur de la cavité orbitaire droite, et qui le faisait succomber le 13 février 1850, neuf mois au plus après sa manifestation. Je dois ajouter qu'une portion de la tumeur ayant été arrachée et broyée dans le but d'éclairer sa nature, qui n'était pas douteuse, cette opération inopportune n'a pu que rendre la maladie plus rapidement mortelle.

L'hérédité du cancer est incontestable : hérédité fatale s'il en fut jamais! Semblable à l'épée de Damoclès, elle est, pour les familles à sang cancéreux, une menace incessante et terrible! J'ai constaté plus d'une fois qu'en se transmettant aux enfants, le cancer, non-seulement conservait dans sa marche les allures qu'il avait présentées chez les parents, mais que sa transmission semblait encore le rendre plus féroce.

L'Hermine (journal de Nantes), du 3 septembre 1841, annonçait que M. Canquoin avait guéri, sans instrument tranchant, Mme Choy... d'un cancer qui semblait incurable.

Il ne l'était malheureusement que trop! Dès le 9 mai 1842, la malade disait dans une lettre :

« Je ne sais à quoi attribuer cette difficulté de « guérir entièrement. »

Au mois d'août suivant, ses appréhensions devenant plus vives, elle écrivait :

« Je prends la liberté de vous écrire pour vous « faire part de l'inquiétude que j'éprouve de ce que « ma plaie, malgré les bains que j'ai pris, ne soit « pas encore nettoyée..., et comme ces jours der- « niers j'ai éprouvé des douleurs assez vives, cela « me fait craindre de ne pas être *entièrement guérie.* »

La crainte de Mme Choy... était fondée : son cancer fit de plus en plus des progrès, et elle en mourut.

Ces attestations, que vous avez pu lire, vous ont

appris que M. Canquoin guérissait le cancer ***sans instrument tranchant.*** Le journal ***la Presse,*** du 22 avril 1841, vous l'a dit d'une manière plus formelle encore, dans cette annonce :

« Traitement des affections cancéreuses, en gé« néral, par la méthode spéciale du docteur Can« quoin, ***excluant, dans tous les cas, l'instrument tran« chant.*** »

A cette assertion je pourrais opposer bien des faits; je me contenterai de vous citer le suivant :

Mme M..., de Semur (Côte-d'Or), après l'extirpation d'une tumeur au sein, pratiquée par Lisfranc, eut une prompte récidive. Elle vint, en 1842, consulter M. le docteur Canquoin. Le mal, qui avait fait des progrès rapides, avait aussi jeté de profondes racines : le sein était entièrement cancéreux, et l'aisselle se trouvait remplie par une tumeur volumineuse, de même nature, adhérente, qui, s'enfonçant dans sa profondeur, remontait jusqu'au-dessous de la clavicule. En outre, la malade avait le corps d'une teinte jaune-paille, signe caractéristique du cancer avancé. Malgré cette position désespérée, M. Canquoin, par l'application de sa méthode, devait guérir Mme M... SANS INSTRUMENT TRANCHANT. Il atteignit ce but à l'aide de FORTS CISEAUX, avec lesquels il COUPA aveuglément, dans la profondeur de l'aisselle, tout ce qui se trouva sous leur *tranchant;* des flots de sang jaillirent, et trente-six heures après, Mme M... avait vécu.

Après de pareils succès, pourrez-vous, sans une

surprise extrême, entendre M. Canquoin s'appliquer ce qui suit :

« Lorsqu'un médecin se recommande en *arra-*
« *chant* chaque jour, des *bras* de la *mort*, les malades
« que condamne à périr si douloureusement la plus
« affreuse des maladies, il acquiert un juste droit
« à la gratitude et aux hommages publics de ces
« malades... »

Ainsi commence une attestation publiée en 1842, dans *la Quotidienne*, et signée Ve D..., qui était aussi redevable de sa *guérison complète à l'heureuse découverte* de M. Canquoin auquel, deux mois au plus après avoir quitté Paris, cette dame écrivait ces lignes :

« Je vous dirai pourtant que ma santé me laisse
« encore à désirer; car, depuis six semaines, je suis
« attaquée d'un *mal* de *reins;* sur le *haut* de la *cuisse*
« j'éprouve des douleurs *insupportables*, au point
« que je ne puis me *tenir debout, même cinq minutes.* »

Ces douleurs sont, comme vous le savez, du plus fâcheux augure; elles annoncent la dernière période de la maladie cancéreuse; aussi Mme D... ne survécut que peu de temps à sa *guérison complète.*

« Votre lettre, que je reçois à l'instant » (répondait, en mars 1841, M. Ard... à M. le docteur Canquoin), « me fait éprouver un bien vif plaisir,
« en ce qu'elle m'apprend que la maladie de mon
« épouse se trouve être du nombre de celles que
« guérit votre remède. »

Sur cette assurance, Mme Ard... vint à Paris cher-

cher la guérison du cancer qu'elle avait au sein, et après plusieurs mois de traitement, elle remporta chez elle le faux espoir de l'obtenir.

Au mois d'octobre de cette même année 1841, M. Ard... adressait cette lettre à M. le docteur Canquoin.

« Elles sont bien heureuses, les compagnes de « misère de ma pauvre femme! (Il s'agit d'autres malades atteintes de cancer, et traitées par **M**. Can- « quoin en même temps que Mme Ard...) « Si elles « ont souffert, du moins elles sont guéries, et tout « est oublié; mais il n'en est pas ainsi de notre « malade, elle est PIRE qu'avant d'aller à Paris, et « son long martyre ne servira peut-être qu'à la faire « mourir plus promptement. »

M. Ard... disait vrai; le traitement spécial de M. le docteur Canquoin, dans ce cas, comme dans BEAUCOUP d'autres, avait irrité la fureur du cancer, accéléré sa marche, et hâté la fin de la malade.

Les compagnes de misère de Mme Ard... étaient Mmes Fran..., Choy..., dont j'ai déjà fait connaître précédemment le sort; Mme Pon..., victime aussi de son cancer, et qui, le 13 décembre 1841, écrivait ces lignes à M. Canquoin :

« Je désespère maintenant de ma guérison; *vous « m'aviez promis*, en vous quittant, que ma plaie se « *cicatriserait. Il n'en est rien.* Au lieu de cela, il « s'est formé tout autour un bourrelet de la gros- « seur du doigt, très-dur, d'un rouge violet; au « centre, une plaie grisâtre. »

Mme Tré... Voici la lettre que sa fille adressait à

M. Canquoin, peu de temps après le retour de sa mère auprès d'elle :

« C'est avec la douleur la plus poignante que je « vous apprends la mort..., la terrible mort de ma « malheureuse mère ; elle n'est plus ! et je reste « pour la pleurer !!... Les sacrifices que nous avons « faits pour la sauver, et que je ne regrette nulle- « ment, bien que nous ne soyons pas riches, n'ont « eu, hélas ! pour résultat que de lui faire souffrir « une agonie cruelle de trois mois entiers !... Vous « savez, monsieur, que vous nous promîtes de la « guérir... Lors de mon départ de Paris, vous me « dîtes de partir sans nulle crainte, et que vous la « regardiez comme hors de danger. Je fus tran- « quille !... Quel faux espoir et quel fatal réveil !... »

Mme Mor..., dont une lettre va vous montrer jusqu'où l'illusion peut atteindre :

« L'on commence à croire » (écrivait cette dame à M. Canquoin), « surtout dans un certain monde, « que vous êtes un *être extraordinaire*, et si nous « étions dans le temps du paganisme, l'on vous « mettrait au nombre des *demi-dieux* ; pour moi, « vous êtes plus que cela, vous êtes mon *bon ange*. »

L'illusion de Mme Mor... ne dura pas ; elle apprit bientôt que M. le docteur Canquoin n'était, hélas ! qu'un *simple mortel*, *souverainement impuissant à guérir le cancer*. Je laisse parler la malade :

« ... Je vous vois étonné » (dit-elle dans une nouvelle lettre), « de ce que je ne vous ai pas déjà parlé « de ma santé ; mais vous savez que je n'aime à « m'occuper que des choses qui me font plaisir, et,

« dans ce moment, je n'en suis pas bien contente. « Je ne sais par quel bout commencer; mais vous « saurez que ma *plaie* est toujours *grande* comme « une pièce de quarante sous. Quant aux *bosses* dont « je vous ai parlé, elles ont *considérablement grossi*... « Vers le bras, il s'est formé *quatre petites grosseurs*, « sur le côté; cela *grossit*, et est rond comme un « gros pois... Vous me croyez peut-être au bout de « mes jérémiades; pas du tout: il faut que vous « sachiez qu'il m'est encore survenu une *nouvelle* « *misère*. Depuis dix jours, il m'est venu une *tumeur* « sous l'aisselle, *grosse* comme un *jaune* d'œuf; cela « a commencé par une démangeaison dans le haut « du bras, et, ensuite, je me suis aperçue du mal « qui existait, qui me fait *beaucoup souffrir*. Plai-« gnez-moi, car vous connaissez ma pauvre tête. « *Je souffre beaucoup*, et je suis pour le public de la « *meilleure santé du monde*. Chaque jour m'amène de « *nouvelles félicitations* sur mon voyage; *mon médecin* « *lui-même me croit bien portante*... S'il était absolu-« ment nécessaire, j'irais vous trouver, sans que « l'on s'en doutât; alors je ne pourrais rester à Pa-« ris que huit à dix jours, pour ne pas éveiller les « soupçons. »

Le premier voyage de Mme Mor... avait eu lieu en septembre 1840; ce qu'atteste le registre de M. Canquoin. Au mois de juin 1841, elle arrivait à Paris pour y subir, de *nouveau*, le traitement *curatif* de son *bon ange;* elle y mourut peu après son arrivée.

Enfin, une autre compagne de misère de Mme Ard... était Mme Bru... Une fièvre typhoïde l'enleva et ravit à M. Canquoin l'occasion d'achever la cure *admirable* et *radicale* du cancer que cette dame portait au sein.

Mlle C... n'eut pas le bonheur d'échapper, par une fièvre typhoïde, au traitement spécial de M. le docteur Canquoin. Elle vint le consulter, en 1841, pour une récidive qui avait suivi de près l'ablation d'un sein cancéreux. Malgré son incurabilité évidente, il lui promit de la guérir, ainsi que le constate la lettre suivante que m'adressa la malade, le 13 février 1842.

« Je vous remercie de votre obligeance d'avoir « bien voulu me répondre. M. le docteur Canquoin « m'avait *positivement assuré* une guérison; il en « avait même fixé l'époque à six ou sept mois. Si « je n'avais pas eu cette *persuasion*, pensez-vous, « monsieur, que j'aurais suivi, pendant six mois, « un *traitement aussi désagréable et aussi douloureux*; « pensez-vous que j'aurais PAYÉ DEUX CENTS FRANCS « UNE SIMPLE CONSULTATION? Mais ce serait me croire « une *simplicité* que vous auriez de la peine à trou- « ver dans le fond de notre vieille Bretagne.

« Depuis la réception de votre lettre j'ai consulté « plusieurs médecins fort instruits, et tous m'ont dit « qu'il n'y avait pas de *guérison possible* pour ce « genre d'affection; qu'ils ne comprenaient pas le « motif de M. Canquoin de m'avoir donné un espoir « qu'il savait ne pouvoir pas se réaliser; que je vi- « vrais, avec cela, sans souffrir beaucoup; que ma « vie n'en serait point abrégée d'un seul instant;

« c'est une affection chronique, mais pas une cause « de mort. »

Enfin, j'abrége ces détails pour vous dire que, parmi les nombreuses personnes dont la *maladie* avait les *caractères* du cancer, et que *j'ai vues* se confier aux soins de M. Canquoin, UNE SEULE (Mme Mal..., d'Angleterre) semble, jusqu'alors, RADICALEMENT GUÉRIE. LES AUTRES SONT MORTES DE LEUR CANCER, à l'exception de quelques-unes seulement qui ont survécu, mais dont la guérison n'a point été radicale, puisqu'elles ont été atteintes de récidives plus ou moins graves, et même mortelles. Parmi ces dernières personnes, il en est une dont je dois vous faire connaître sommairement l'histoire.

Mme K..., Anglaise d'origine, quelques mois après l'amputation d'un sein squirrheux, pratiquée en 1839, par M. le professeur Dubois, en présence de Marjolin, eut une récidive pour laquelle cette dame consulta, en 1840, M. le docteur Canquoin, qui la traita selon sa méthode. En 1842, le mal avait reparu. Dans l'espoir d'en obtenir la résolution, on employa l'eau de Châlles, préconisée, comme un fondant de premier ordre, par M. le docteur Domenget de Chambéry, qui, depuis peu, en avait découvert la source, et qui, se trouvant accidentellement à Paris, s'était mis en rapport avec M. le docteur Canquoin. Il put donc, dans le cas en question, diriger lui-même l'emploi de cette eau et en suivre les effets, qui furent *absolument nuls*. Il fallut de nouveau recourir à l'extirpation ; M. Canquoin la fit *lui-même* le 26 septembre 1842. Cette opération ne préserva pas Mme K... d'une troisième récidive, pour laquelle il fallut pratiquer une dernière extirpation le 1er juin 1847.

Cependant M. le docteur Domenget, travestissant ce fait d'une manière étrange, le cite, dans une brochure qu'il publia en 1845, comme une preuve de l'efficacité de l'eau de Châlles sur les maladies cancéreuses; et pour lui donner plus d'autorité, il y joint un passage d'une lettre que lui avait adressée M. le docteur Canquoin le 15 juin 1844, passage dont vous apprécierez l'exactitude, et que voici :

« La dame anglaise chez laquelle il était survenu « quelques engorgements à la suite de trois opéra- « tions pratiquées, en deux années, pour une affection « cancéreuse du sein gauche, dame que nous avons « vue ensemble et dont vous vous souviendrez sans « doute, s'est *parfaitement trouvée* de vos eaux de « Châlles, dont elle a fait usage pendant trois ou « quatre mois. Le fait est que *tout a disparu* sous « leur influence. »

Je viens donc, vous le voyez, très-honoré confrère, confirmer pleinement vos soupçons sur les attestations que vous avez lues dans les journaux, et vous prouver que l'ouvrage intitulé : *Traitement du cancer; exposé complet de la méthode du docteur Canquoin;* n'est autre chose qu'un LIVRE-AFFICHE. Le passage suivant d'une lettre écrite le 29 septembre 1838, en réponse à la demande d'un exemplaire pour une malade, va vous révéler à quel point l'auteur lui-même savait priser son œuvre.

« Mon dernier ouvrage, en particulier, contient, « à coup sûr, l'exposé complet de mes divers pro- « cédés, mais il ne saurait *être utile* à un médecin « quelconque... »

Il a cependant été pris au sérieux par beaucoup de médecins. Parmi eux, M. le docteur Pop..., de Toulouse, a fait de ce livre un pompeux éloge dans un journal de la localité. Ce panégyrique est trop long pour que je le rapporte ici dans son entier. Je me contenterai d'en extraire ce passage :

« Pour ma part, dit M. le docteur Pop..., j'ai vu « un cas de cancer mammaire avant et après le trai- « tement mis en usage par M. Canquoin lui-même, « et je n'hésite pas à avouer que j'ai été émerveillé « de la promptitude avec laquelle il a obtenu une « cure qui paraissait impossible, et qui ne s'est pas « démentie. »

M. le docteur Pop... écrivait ces lignes dans *l'Emancipation de Toulouse* du 13 février 1840. Le 8 mars suivant, le gendre de la malade disait à M. Canquoin, dans une lettre :

« Je n'ai pas de bonnes nouvelles à vous donner « aujourd'hui de Mme L..., ma belle-mère. La note « ci-jointe de M. Pop..., notre médecin, vous le fera « comprendre... »

Cette note, que j'ai entre les mains, annonçait le retour du cancer dont la malade mourut bientôt.

La promptitude de cette récidive venait apprendre à M. le docteur Pop... qu'il s'était un peu trop hâté de s'émerveiller de cette prétendue cure, et de louer l'ouvrage sur le traitement du cancer.

Dans cet ouvrage (édit. 1838 et dernière) M. le docteur Canquoin dit (page 10 de la préface) : « *Je puis « affirmer avec sincérité, et j'affirme sur l'honneur, avoir « guéri les trois quarts au moins des cancéreux* qui se « sont confiés à mes soins. »

De 1841 à 1843, j'ai vu les faits DÉMENTIR CONSTAMMENT cette assertion. Or, si à cette dernière époque, M. le docteur Canquoin, malgré les perfectionnements qu'il avait pu faire subir à sa méthode, *traitait* INFRUCTUEUSEMENT la PRESQUE TOTALITÉ des cancéreux qui se confiaient à ses soins, vous devez naturellement conclure qu'il en était de même en 1838, et antérieurement encore, à plus forte raison ; et que cette méthode, prétendue curative du cancer, placée par son auteur à un point de vue complétement illusoire, ne justifie que trop ce vers :

> De loin c'est quelque chose, et de près ce n'est rien.

Je ne terminerai pas sans vous exprimer, au nom des infortunés voués au cancer, mon regret profond de n'avoir pu confirmer les résultats si consolants annoncés par mon prédécesseur, et lui payer, en même temps, un juste tribut d'éloge. Cette tâche eût été infiniment plus agréable pour moi, que celle de mettre sous vos yeux ce funèbre tableau. J'ai, toutefois, rempli ce devoir dans l'unique but d'être encore utile à ces infortunés, en les avertissant que le mirage de guérison, qui les fascine et les attire, trompera leur espoir plus de quatre-vingt-deux fois sur cent.

Après un exposé aussi consciencieux que lucide,

je n'ai pas, je pense, besoin de vous dire que la manière de M. Canquoin d'envisager la question du cancer n'est pas restée la mienne. Désillusionné par les faits, j'ai dû rejeter ses exagérations. Dans une question de cette nature, il n'est pas permis de tenir un langage autre que celui de la vérité, ni d'écouter d'autre intérêt que celui des malheureux atteints de la plus cruelle des maladies. Manquer à ce double devoir, c'est trahir la science et l'humanité.

Cette faute grave ne sera pas la mienne : l'ouvrage, auquel je mets la dernière main, vous prouvera que mes recherches sur le cancer, et sur le meilleur mode de traitement à lui appliquer, à défaut d'autre mérite, auront au moins celui d'être consciencieuses. A cet égard, je partage, sans restriction, l'opinion de M. le docteur Canquoin, et je suis heureux de trouver dans cette belle sentence, tirée de son ouvrage (page 430), un modèle à imiter. « On ne saurait jamais trop se convaincre que, pour « l'homme occupé d'une science touchant d'aussi « près que la médecine aux intérêts des familles, la « *véracité* est de toutes les qualités la plus indispen« sable. »

Arrivé à la fin de la tâche que vous m'avez imposée, il me reste à vous en présenter le résumé ; je vais m'en acquitter aussi brièvement que possible :

L'efficacité réelle de la cautérisation dans un petit nombre de cas de cancer, ne doit pas faire conclure à la même efficacité dans tous les autres ; elle indique seulement le soin qu'il faut mettre à distinguer les premiers des seconds, afin de ne pas être plus nuisible qu'utile, en agissant sans opportunité.

Si la cautérisation aussi bien que l'opération par le fer sont impuissantes et même dangereuses, dans la grande majorité des cas, c'est qu'habituellement le cancer, dès son origine, est une maladie de tout l'organisme.

Dès lors, on ne peut espérer de guérison si l'on ne détruit, dans celui-ci, cette disposition morbide, particulière, génératrice de la tumeur ou de l'ulcère cancéreux, et qui les reproduira, avec plus de violence encore, après l'emploi du fer, ou celui de la cautérisation.

Ces moyens, en effet, loin de diminuer cette disposition, l'augmentent plutôt; ils sont comme un violent coup de fouet qui redouble l'allure du cancer à marche naturellement rapide, et qui imprime les caractères de l'acuité à celui dont la nature était de rester stationnaire, ou de progresser avec lenteur.

Il n'y a donc que des agents thérapeutiques modificateurs de tout l'organisme qui puissent guérir le cancer : malheureusement, la médecine laisse beaucoup à désirer sur ce point ! C'est un motif pour redoubler d'efforts et de persévérance, afin de combler une des lacunes les plus regrettables dans la science.

Les antécédents, chez les cancéreux, sont fort importants à connaître, car on en peut déduire des conséquences très-utiles pour le traitement et pour le pronostic de la maladie.

Quand il s'agit de cancer, il est toujours avantageux de temporiser avant de recourir à l'instrument tranchant ou à la cautérisation. Cependant on fait, généralement, tout l'opposé, et l'on persuade aux malades que leur guérison est d'autant plus assurée que la tumeur à enlever ou à détruire est plus petite. C'est une grande erreur.

Le cancer, en effet, à part quelques exceptions, se manifeste de préférence à une certaine période de la vie; la disposition générale qui le produit n'est jamais plus grande qu'au début de cette période; c'est donc le moment le plus mal choisi pour une opération quelconque; et comme il est d'observation que cette disposition s'affaiblit de plus en plus à mesure que l'on s'éloigne de ce moment, il en résulte nécessairement que la temporisation réunit les meilleures chances, d'autant plus qu'elle permet de combattre la maladie par les agents modificateurs les plus appropriés à la circonstance.

Je vous citerai, en finissant, un fait comparatif, bien remarquable, qui démontre les avantages de la temporisation :

Une dame, habitant Paris, éprouva, à la suite des événements de février 1848, une suppression brusque et définitive. Dix-huit mois après, une partie du sein droit devint dure et le siége d'élancements douloureux. Un médecin consulté prescrivit une médication à suivre pendant deux mois. Dans ce laps de temps, la malade s'adressa à un chirurgien de l'hôpital Beaujon, qui lui conseilla l'opération sans retard; un chirurgien de l'Hôtel-Dieu fut du même avis et opéra immédiatement, avec toute l'habileté et le soin désirables. La plaie se cicatrisa rapidement; mais l'année n'était pas écoulée, qu'une récidive s'annonçait par le gonflement des ganglions de l'aisselle et du cou. Une nouvelle opération est maintenant impossible. Quel a été le résultat de celle qui a été faite? D'imprimer à la maladie une marche plus rapide; car il est certain qu'abandonnée à elle-même, elle n'eût pas progressé aussi vite.

Cette dame a une sœur qui, physiquement, lui ressemble; elle a toujours habité la province. Il lui survint, sans cause connue, sur la joue droite, au devant du pavillon de l'oreille, une tumeur peu volumineuse d'abord, qui la détermina à se rendre à Paris pour y consulter Marjolin. L'opération était facile; néanmoins, le prudent chirurgien fut d'avis de temporiser, et il renvoya la consultante chez elle. Sa tumeur resta longtemps stationnaire; puis elle augmenta, mais si lentement, que ce ne fut qu'au bout de *dix-huit* ans qu'elle songea sérieusement à s'en débarrasser, et revint à Paris, où elle réclama mes soins. Alors cette tumeur avait le volume de la tête d'un enfant, et tous les caractères d'un cancer ulcéré. Les fongosités de sa surface fournissant des hémorrhagies répétées et abondantes, qui compromettaient l'existence de la malade, il y avait nécessité d'agir sans retard. Il me fut facile de détruire promptement et complétement, par la cautérisation, cette énorme masse, et deux mois et demi plus tard, la cicatrice était achevée.

J'ai revu la malade : depuis un an qu'elle a été traitée, sa santé a toujours été très-bonne. Sur l'emplacement qu'occupait la tumeur, ont paru deux petits gonflements superficiels, circonscrits, que j'ai recommandé de soumettre à une compression légère, sauf à les détruire plus tard, s'ils avaient de la tendance à augmenter.

Comparez et concluez !

J'ai l'honneur d'être, avec une parfaite considération,

Monsieur et très-honoré Confrère,
votre tout dévoué,

Le docteur A. MILLARDET.

Paris, le 6 août 1851.

Imprimerie de HENNUYER et Cᵉ, rue Lemercier, 24. Batignolles.

www.ingramcontent.com/pod-product-compliance
Lightning Source LLC
LaVergne TN
LVHW050453160826
845677LV00003B/763

* 9 7 8 2 3 2 9 6 7 2 8 1 6 *